Seniorenbeschäftigung Rätsel

Umschreibung Herbst

Wie heißt das gesuchte Wort?

Casilda Berlin

Weitere Bücher für Senioren von Casilda Berlin:

Umschreibung Tiere – Wie heißt das gesuchte Tier? Band 1
Seniorenbeschäftigung Rätsel
ISBN-13: 978-1978395756

Umschreibung Gegenstände – Wie heißt der gesuchte Gegenstand?
Seniorenbeschäftigung Rätsel
ISBN-13: 978-1978430990

Umschreibung Blumen und Garten – Wie heißt die Blume oder der Gegenstand?
Seniorenbeschäftigung Rätsel
ISBN-13: 978-1977997524

Umschreibung Alte Schätzchen – Wie heißt das gesuchte Wort?
Seniorenbeschäftigung Rätsel
ISBN-13: 978-1979365628

Umschreibung Essen und Trinken – Wie heißt die Speise oder das Getränk?
Seniorenbeschäftigung Rätsel
ISBN-13: 978-1984179555

Umschreibung Haushalt – Wie heißt das gesuchte Wort?
Seniorenbeschäftigung Rätsel
ISBN-13: 978-1985219472

Umschreibung Kleidung – Wie heißt das gesuchte Wort?
ISBN-13: 978-1986117074

Besuchen Sie die Autorin Casilda Berlin, und holen Sie sich
1 kostenloses ebook zum Ausmalen:

www.casilda-berlin.de

Alle Rechte vorbehalten.
Kein Teil des Werkes darf ohne vorherige schriftliche Genehmigung des Verlages reproduziert oder elektronisch gespeichert werden.

ISBN: 978-1724957702

Wie heißt das gesuchte Wort?

Viele Senioren lösen gerne Rätsel, auch dann, wenn die grauen Zellen etwas nachgelassen haben. In der Seniorenbeschäftigung gehören Rätsel inzwischen zu den Klassikern.

Dieses Rätselbuch eignet sich für Einzel- und Gruppenmaßnahmen und wird mit einem Begleiter durchgeführt. So kann es auch für einen unterhaltsamen Nachmittag unter Freunden oder in der Familie, wo es um Seniorenbeschäftigung geht, zum Einsatz kommen.

Alle zu erratenden Begriffe zum Thema Herbst sind Senioren bekannt wie zum Beispiel Stoppelfeld, Pflaume, Gummistiefel, Nebel, Pfütze, Kastanien, Martinsgans oder Fallobst.

Teilnehmer, die den gesuchten Begriff erraten, erleben freudige Erfolgserlebnisse. Diese können verstärkt werden, indem für jede richtige Lösung eine Kleinigkeit wie z. B. ein Schokoriegel oder ein Bonbon überreicht wird.

Das Buch wurde im Praxisalltag in der Seniorenbetreuung entwickelt, um die geistigen Fähigkeiten und die Kommunikation anzuregen. Die grauen Zellen werden dadurch spielerisch trainiert und auf Vordermann gebracht.

Die Rätsel-Anforderungen passen für die Pflegegrade 1 bis 3, in Einzelfällen auch für Pflegegrad 4.

So gelingt die Rätselrunde:

Alle Teilnehmer beteiligen sich daran, herauszufinden, welcher Begriff zum Thema Küche gemeint ist.

Eine Person (z. B. Familienangehöriger, Partner, Gruppenleiter oder Begleiter) erklärt die Vorgehensweise:

Mehrere kurze Sätze geben Hinweise auf das gesuchte Wort.

Jeder Satz wird langsam und für alle Teilnehmer gut verständlich vorgelesen. Nach jedem Satz wird eine kleine Pause eingelegt und gefragt, ob es Vorschläge zu dem gesuchten Begriff gibt.

Der erste Satz wird dann wiederholt, anschließend der zweite ergänzt.

Dann werden beide Sätze wiederholt und der dritte Satz ergänzt. Der Begleiter fragt erneut nach Ideen.

Nach und nach wird Satz für Satz vorgelesen, bis der gesuchte Begriff gefunden ist.

Wenn die Teilnehmer keine Lösung finden, nennt der Begleiter am Ende die Lösung.

Wird das Wort vorzeitig erraten, werden die noch übrigen Sätze vorgelesen.

Anschließend geht es weiter mit der nächsten Seite.

1. Gesucht wird ein Ereignis, das besonders häufig im Herbst stattfindet.
2. Es kann erhebliche Schäden anrichten.
3. Um sich davor zu schützen, empfehlen sich bestimmte Kleidungsstücke und Accessoires.
4. Das Ereignis äußert sich durch kurze zeitliche Episoden oder länger andauernde Phasen.
5. Der Ort des Geschehens liegt zwischen Himmel und Erde.
6. Die feste Form dieses Ereignisses zeigt sich durch Hagel, Graupel oder Schnee.
7. Es handelt sich um die am häufigsten auftretende Form von flüssigem Niederschlag.
8. Ein Schirm bietet guten Schutz, damit man durch dieses gesuchte Ereignis nicht nass wird.

Antwort: Regen

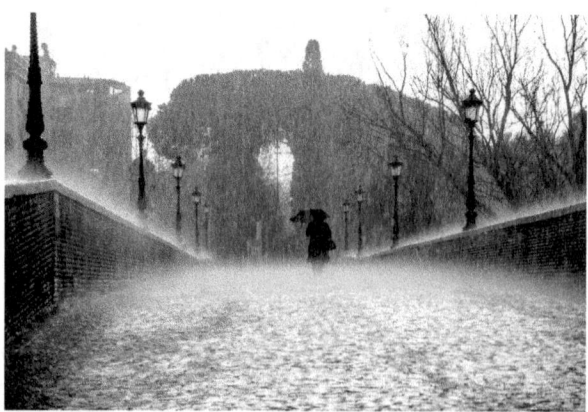

1. Gesucht wird ein Lebensmittel, das man in jeder Obst- und Gemüseabteilung findet.
2. Hauptsächlich wird es im Herbst geerntet.
3. Die grünen Ranken dürfen nicht verzehrt werden, denn sie enthalten ein giftiges Alkaloid.
4. Eine gute Ernte war vor 100 Jahren für die meisten Menschen überlebenswichtig.
5. Früher erfolgte die Ernte durch tatkräftige Unterstützung von Kindern.
6. Es wächst so versteckt unter der Erde, dass man es in der Anfangszeit „Trüffel" nannte.
7. Die Herbstferien wurden früher nach diesem Lebensmittel benannt.
8. Speisen wie Kroketten, Püree, Reibeplätzchen und Pommes Frites sind ohne dieses Lebensmittel nicht möglich.

Antwort: Kartoffel

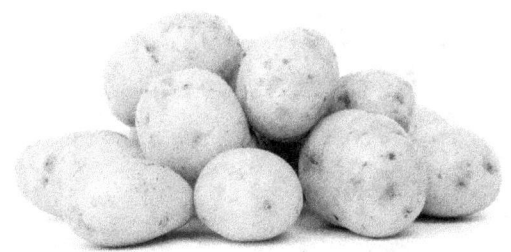

1. Gesucht wird etwas Herbstliches aus der Pflanzenwelt.
2. Je nach Lage ist es in so großen Mengen anzutreffen, dass nicht jedermann darüber erfreut ist.
3. Für viele Krabbeltiere ist es ein Zuhause.
4. Es zeigt sich farbenfroh und reicht von gelb, orange bis hin zu hellrot und weinrot.
5. In feuchtem Zustand kann es gefährliche Rutschpartien auslösen.
6. Bei jedem Schritt knistert und raschelt es.
7. Es stammt von Bäumen, Hecken und Sträuchern.

Antwort: Laub

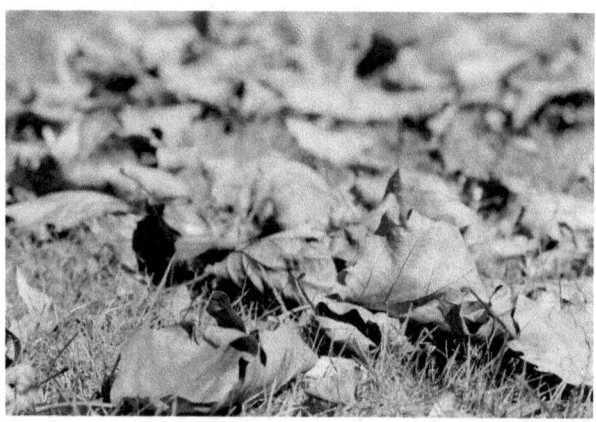

1. Gesucht wird ein beliebtes Tier, das im Herbst Vorräte für den Winter anlegt.
2. Es lebt hauptsächlich im Wald, in naturnahen Parks, Gärten und Wohngegenden.
3. Sein Nest wird als Kobel bezeichnet und befindet sich in Baumkronen.
4. Mit seinen langen Krallen ist es in der Lage, auch an glatten Baumstämmen kopfüber herabzuklettern.
5. Im Herbst wechselt es seine Haarpracht, beginnend am Schwanz bis hin zum Kopf und den Ohrpinseln.
6. Typischerweise hält es seine Nahrung in den Vorderpfoten.
7. Der buschige Schwanz ist das Erkennungsmerkmal dieses meist rötlich gefärbten Nagetieres.

Antwort: Eichhörnchen

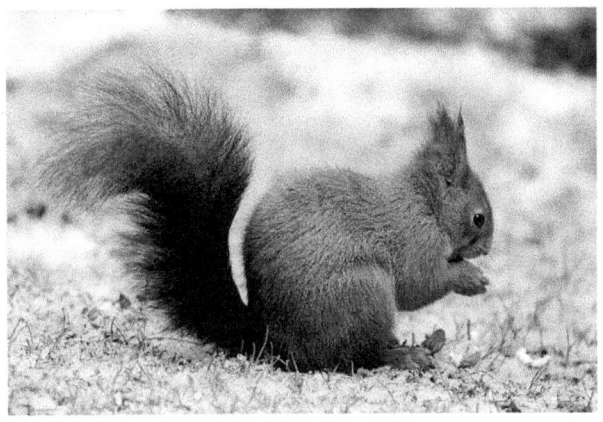

1. Gesucht wird ein Kleidungsstück, das im Herbst Hochsaison hast.
2. Es ist für alle Altersgruppen gleichermaßen nützlich.
3. Mit ihm kann man mit leuchtenden Farben durch die grauen Herbsttage laufen.
4. Man trägt es nicht bei Sonnenschein.
5. Das Material ist wasserdicht oder wasserabweisend und hält einem somit das Wasser wortwörtlich vom Leib.
6. Ein Ort in Brandenburg trägt diesen Namen, obwohl es dort gar nicht so viel regnet.
7. Wenn man dieses Kleidungsstück trägt, kann man auf einen Regenschirm verzichten.

Antwort: Regenmantel

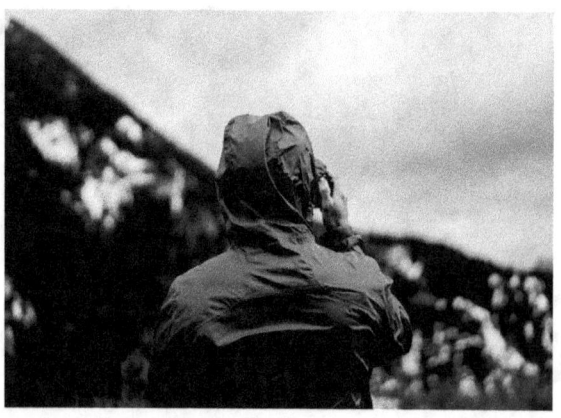

1. Gesucht wird ein Futtermittel, das im Herbst von bestimmten Bäumen fällt.
2. Die Bäume werden bis zu 300 Jahre alt und bis zu 30 Meter hoch.
3. Es ist auf nahezu allen Kontinenten anzutreffen.
4. Aus dem Pulver kann man auch Cremes, Salben oder andere Pflegeprodukte herstellen.
5. Beim Aufprall platzt die stachelige Schale auf.
6. Der gesuchte Begriff bezeichnet sowohl einen Laubbaum als auch dessen Frucht.
7. Die Frucht ist bräunlich und erinnert optisch an eine Nuss.
8. Kinder lieben es, die Früchte einzusammeln und lustige Figuren daraus zu basteln.

Antwort: Kastanie

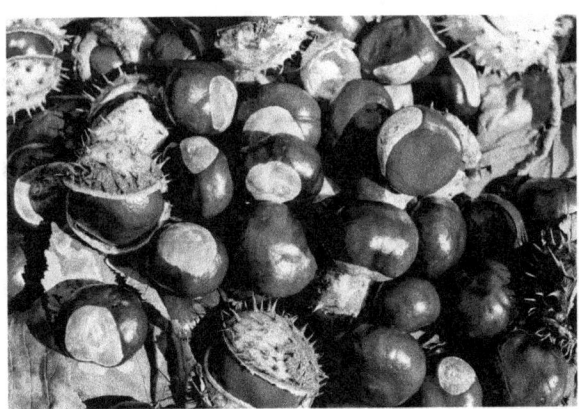

1. Das gesuchte Wort leitet sich von der lateinischen Vokabel für die Zahl acht ab.
2. Es ist der Name für einen Monat, der im Mittelalter als heilig galt.
3. Wer in dieser Zeit Geburtstag hat, ist Waage oder Skorpion.
4. Aufgrund der bunten Blätterfärbungen wird er auch als goldener Monat bezeichnet.
5. Die Herbstferien finden meistens in diesem Monat statt.
6. In diesen Monat fallen wichtige Feiertage wie der „Tag der Deutschen Einheit", „Reformationstag" oder „Erntedank".
7. Dieser Monat ist der 10. des Jahres und hat 31 Tage.

Antwort: Oktober

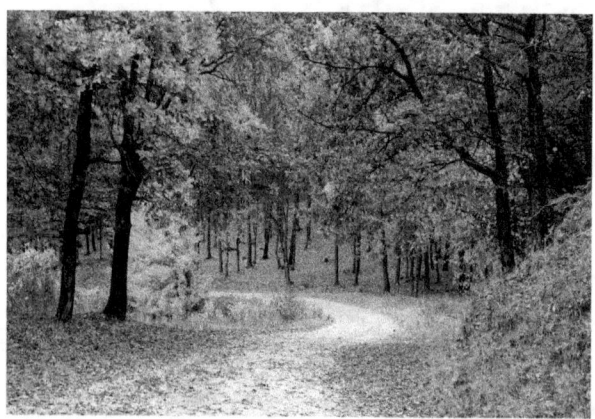

1. Gesucht wird eine ganz besondere Persönlichkeit.
2. Sie tritt hauptsächlich im Herbst in Erscheinung.
3. Meistens sieht sie etwas ärmlich aus und trägt ausrangierte Kleidung.
4. Je nach Zustand kann sie sehr furchterregend aussehen.
5. Auffallend häufig hat sie strohige Haare oder trägt einen Hut.
6. Während der Herbstmonate ist sie auf vielen Äckern, Feldern oder in Gärten anzutreffen.
7. Sie wirkt wenig lebendig, sondern eher wie eine Puppe auf Stäben oder Stecken.
8. Sie dient als Abschreckung für Vögel, um diese von der Ernte fernzuhalten.

Antwort: Vogelscheuche

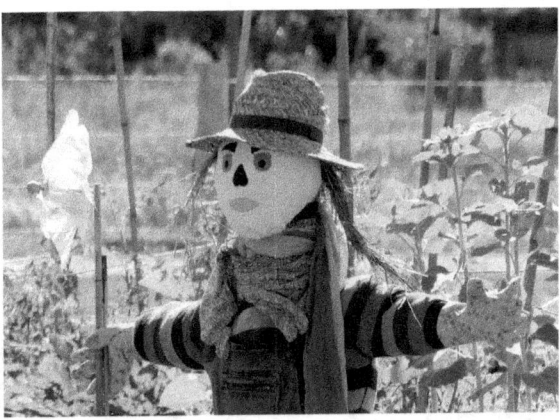

1. Gesucht wird eine kalte Angelegenheit.
2. Sie gilt als ein deutliches Anzeichen des nahenden Winters.
3. Mit ihr setzt die Winterruhe der Natur ein.
4. Sie hat negative Konsequenzen für Menschen, Tiere und die Pflanzenwelt.
5. Die Umgebungstemperatur sinkt auf unter 0 °C ab und betrifft die Luft und den Boden.
6. Landwirte fürchten sie, denn die gesamte Ernte kann negativ beeinträchtigt werden.
7. Bestimmte Gemüsesorten müssen noch vorher geerntet werden wie Kürbis, Stangensellerie und Rote Bete.
8. Wenn man das „F" am Anfang des gesuchten Wortes weglässt, hat man Rost.

Antwort: Frost

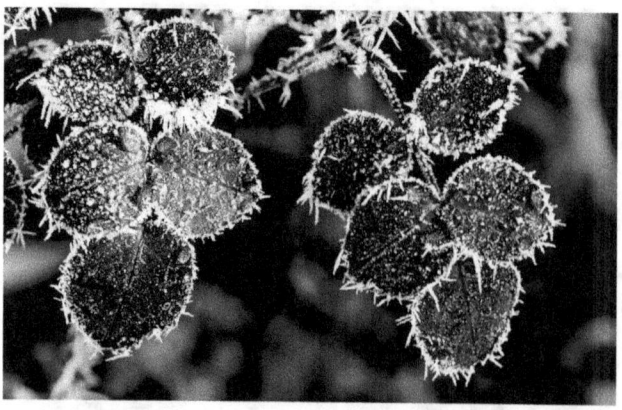

1. Gesucht wird etwas typisch Deutsches, das in anderen Ländern kaum verzehrt wird.
2. Es gehört zu den Gemüsesorten mit dem höchsten Magnesiumgehalt.
3. Man kann es roh oder gekocht essen.
4. Hauptsächlich wird es im Herbst und Winter verzehrt.
5. Es zählt zur Familie der Kreuzblütler.
6. Hasen, Vögel und Tauben naschen gerne davon.
7. Der essbare Hauptbestandteil ist die rundliche Knolle, die bis zu 20 cm groß werden kann.
8. Die Knolle dieser Kohlart wächst oberhalb der Erde.

Antwort: Kohlrabi

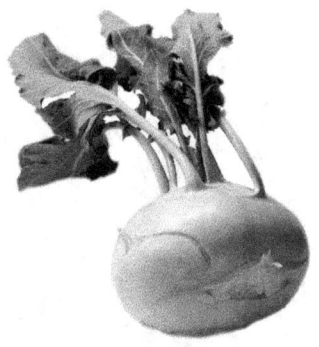

1. Gesucht wird ein Ereignis, das einmal pro Jahr in Erscheinung tritt.
2. Kalendarisch betrachtet findet es am 23. September statt.
3. Meteorologen datieren das Ereignis allerdings auf den 1. September.
4. Wenn dieses Ereignis vorbei ist, werden die Tage wieder kürzer und die Nächte länger und kühler.
5. Jahreszeitlich gesehen ist es das Äquivalent zum Frühlingsbeginn.
6. Das Ereignis markiert den Beginn der Herbstmonate.

Antwort: Herbstanfang

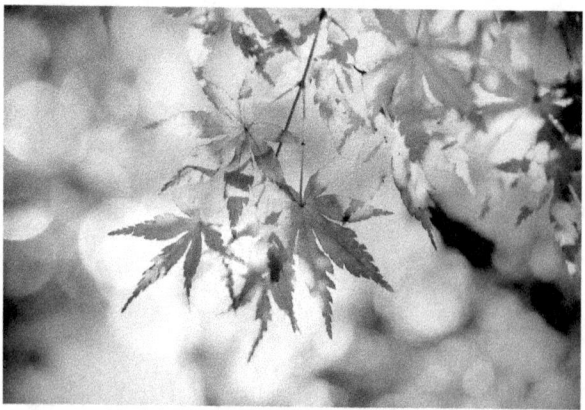

1. Gesucht wird ein Gegenstand, der besonders im Herbst zum Einsatz kommt.
2. Es gibt ihn in unzähligen Farben, Formen und Varianten.
3. Um ihn nutzen zu können, wird leichter Wind benötigt.
4. Der gesuchte Gegenstand ist ein beliebtes Spiel- und Sportgerät.
5. Die Bespannung besteht aus dünnem Papier oder Plastikfolie.
6. Man sollte ihn nur auf einer freien Fläche nutzen, und auf der sich keine Hochspannungsleitungen befinden.
7. Je länger die Schnur ist, an dem er befestigt ist, umso höher kann er aufsteigen.
8. Früher wurde er auch als „Windvogel" bezeichnet.

Antwort: Drachen

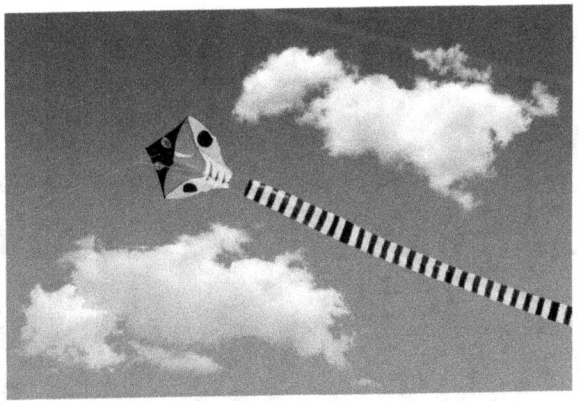

1. Gesucht wird eine bekannte Pflanze.
2. Die üppigen Blüten sind lila, gelb oder weiß.
3. Aktuell existieren 180 verschiedene Arten.
4. Bienen, Hummeln und Schmetterlinge fliegen sie gerne an.
5. Sie ist eine perfekte Kombination aus Wild- und Kulturpflanze.
6. Sie blüht auch dann noch, wenn die Blütezeit anderer Pflanzen schon lange vorbei ist.
7. Das gesuchte Wort reimt sich auf „Pflaster".

Antwort: Aster

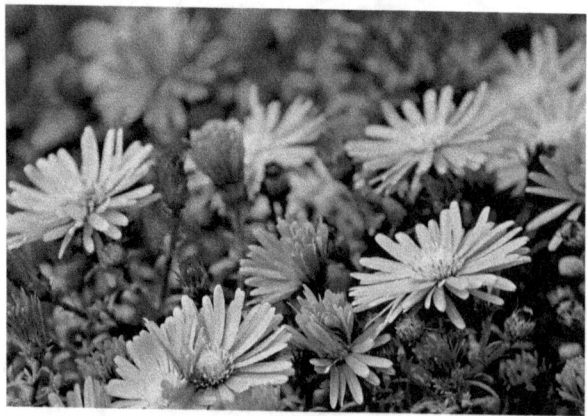

1. Dieser Gegenstand ist nur im Spätsommer und Herbst anzutreffen.
2. Oftmals kommt er durch heftige Herbststürme zustande.
3. Damit er entstehen kann, werden bestimmte Bäume benötigt.
4. Wenn er sich auf öffentlichem Boden befindet, kann sich jeder frei daran bedienen.
5. Schon nach kurzer Zeit wird er von Schädlingen befallen.
6. Wenn der Schaden nicht sehr groß ist, ist der Verzehr noch möglich.
7. Hauptsächlich ist er in der Nähe von Apfel- und Birnenbäumen anzutreffen.

Antwort: Fallobst

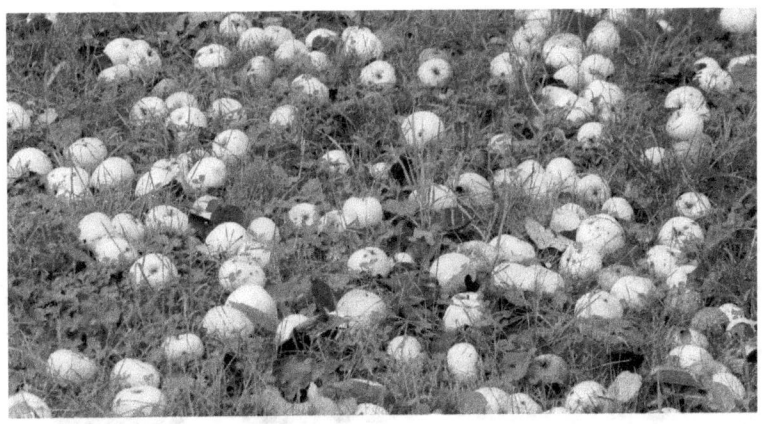

1. Gesucht wird ein Ereignis, das seinen Ursprung im 19. Jahrhundert hat.
2. Es ist mit vielen Bräuchen verbunden, die nicht nur Kinder, sondern auch Erwachsene erfreuen.
3. Vor einigen Jahren sollte es in „Sonne-Mond-und Sterne-Fest" umbenannt werden.
4. Man gedenkt hiermit dem heiligen Martin von Tours.
5. Es findet immer am 11. November statt.
6. An diesem Tag sieht man viele Kinder mit Laternen umherlaufen.
7. Mit diesem Ereignis sind die Martinsgans, der Martinsumzug und das Martinssingen verbunden.
8. Es wird auch als „Martinstag", „Martinsfest" oder „Martini" bezeichnet.

Antwort: Sankt Martin

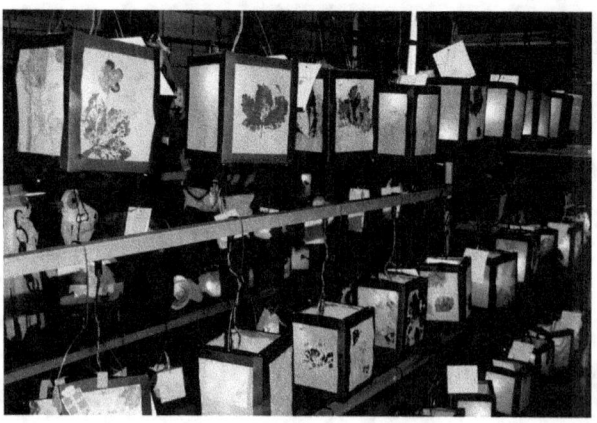

1. Der gesuchte Begriff bezeichnet Früchte, die an einem Baum wachsen, der sich hauptsächlich an Waldwegen befindet.
2. Sie werden in den Herbstmonaten geerntet.
3. Sie sind essbar und besonders bei Eichhörnchen und Vögeln beliebt.
4. Menschen können sie zwar verzehren, jedoch sind sie im rohen Zustand leicht giftig, was zu Übelkeit führen kann.
5. Man kann sie als Zutat zum Kochen und Backen verwenden.
6. Die Schalen sind stachelig und erinnern etwas an Kastanien.
7. Es handelt sich um die Früchte der Rotbuche.
8. Der zweite Teil des gesuchten Wortes reimt sich auf „Meckern".

Antwort: Bucheckern

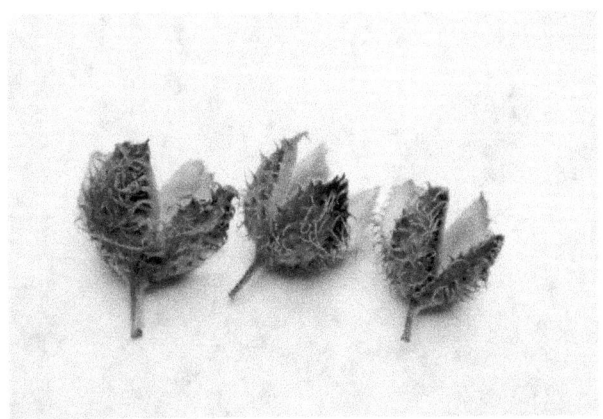

1. Gesucht wird eines der ältesten Feste.
2. Es fand schon in vorchristlicher Zeit statt.
3. Viele Nationen und Kulturkreise kennen es und feiern auf unterschiedliche Art und Weise.
4. Heute wird es hauptsächlich noch in ländlichen Regionen gefeiert.
5. Es handelt sich um einen christlichen Feiertag, der immer am 1. Sonntag im Oktober stattfindet.
6. Die Feier beinhaltet Gottesdienste und mitunter auch Prozessionen.
7. Man dankt Gott für die ertragreiche Ernte im Herbst.

Antwort: Erntedankfest

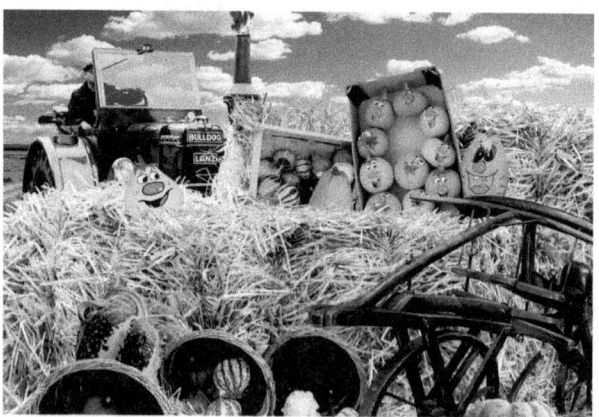

1. Gesucht wird ein Gegenstand, der früher nur selten von Männern benutzt wurde.
2. Es passiert immer wieder, dass man ihn unterwegs vergisst.
3. Man kann ihn schnell öffnen und schließen.
4. Platzsparend kann er in einem speziellen Ständer aufbewahrt werden.
5. Im Herbst ist er ein guter Schutz vor Sturm und Regen.
6. Er kann als eine Art Dach über dem Kopf bezeichnet werden.
7. In kleiner Ausführung wird er Knirps genannt.

Antwort: Regenschirm

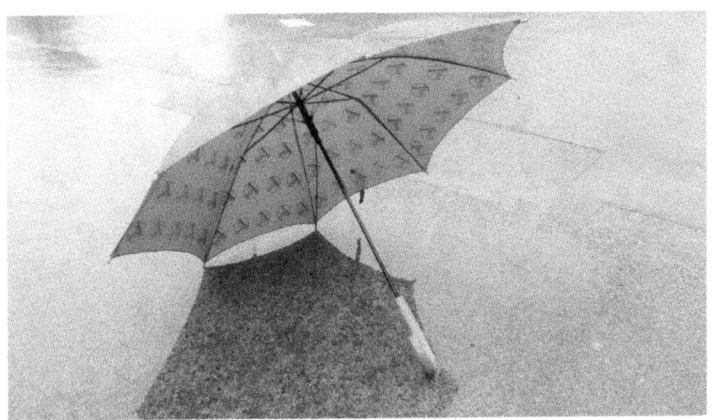

1. Gesucht wird eine beliebte Obstsorte, die im Herbst geerntet wird.//
2. Ursprünglich stammt sie aus Nordamerika und Eurasien.
3. In ländlichen Regionen findet man sie häufig am Rande von Feldern und Wiesen.
4. Das Pflücken kann eine kratzige Angelegenheit werden, weil die Früchte an Dornensträuchern wachsen.
5. Man kann sie roh essen, einkochen oder zu Marmelade oder Wein verarbeiten.
6. Sie wird auch als Krotzbeere oder Kratzbeere bezeichnet.
7. Typische Erkennungsmerkmale sind die blauschwarze Farbe und der süß-säuerliche Geschmack.

Antwort: Brombeere

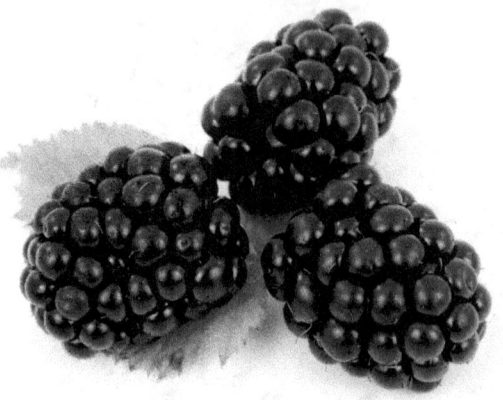

1. Gesucht wird ein Ereignis, das Familien mit schulpflichtigen Kindern lange herbeisehnen.
2. Der Beginn ist in jedem Bundesland anders.
3. Das Ereignis dauert meistens 2 Wochen lang an.
4. Normalerweise findet es zwischen Ende September und Anfang November statt.
5. Für Schüler und Lehrer bedeutet es eine unterrichtsfreie Zeit.
6. Früher sagte man hierzu „Kartoffelferien", weil in dieser Zeit die Kartoffelernte anstand.
7. Es handelt sich um die ersten Ferien im neuen Schuljahr.

Antwort: Herbstferien

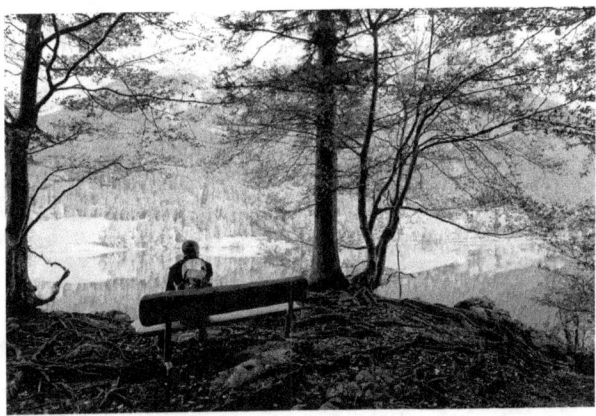

1. Gesucht wird eine beliebte Pflanze, die seit jeher als Heilpflanze genutzt wird.
2. Im Spätsommer und Herbst prägt sie ganze Gegenden besonders in Niedersachsen.
3. Charakteristisch sind die kleinen nadelähnlichen Blätter.
4. Als Erkennungszeichen gelten die winzigen lilaroten Blüten, die sich am oberen Teil der Stängel befinden.
5. Sie ist sehr strapazierfähig und hält sogar frostige Temperaturen aus.
6. Man sieht sie in heimischen Gärten, in Blumenschalen und auf Friedhöfen.
7. Sie wird auch „Erika" genannt.

Antwort: Heidekraut

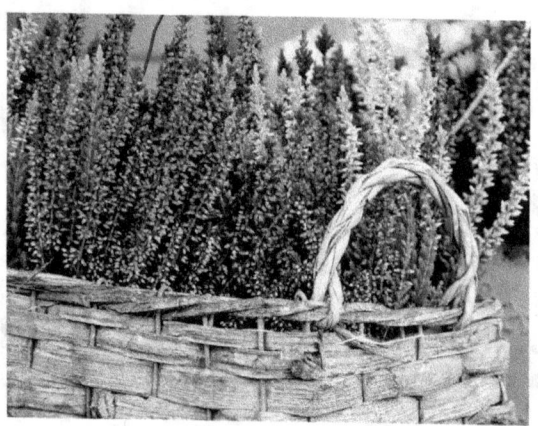

1. Gesucht wird etwas, das im Herbst vielerorts aus dem Boden sprießt.
2. Schon unsere Vorfahren verzehrten es mit großer Freude.
3. Je nach Sorte ist es den Tieren ähnlicher als den Pflanzen, was mit der wesenstypischen Nahrungsaufnahme erklärt wird.
4. Wer sich auskennt, geht im Herbst in den Wald, um es zu sammeln.
5. Wer sich nicht auskennt, geht stattdessen lieber im Supermarkt einkaufen, um nicht irrtümlicherweise giftige Exemplare zu erwischen.
6. Am giftigsten ist eine rotköpfige Sorte mit weißen Punkten.
7. Champignons gehören zu dieser gesuchten Pflanzensorte.

Antwort: Pilze

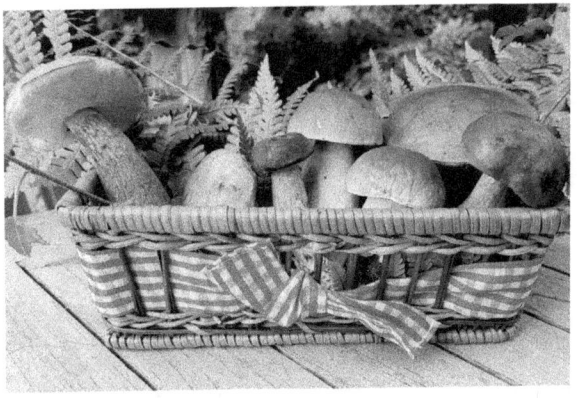

1. Gesucht wird ein Ereignis, das sich regelmäßig im Herbst abspielt.
2. Meteorologen rechnen damit immer zwischen dem 20. September und Anfang Oktober.
3. Typischerweise zeigen sich morgens Nebel und Frühtau.
4. Tagsüber ist es sonnig und warm, aber nachts kühlt es sich merklich ab.
5. Das gesuchte Wort ist eine Beschreibung für schöne warme Tage am Herbstanfang.
6. Es ist die letzte Schönwetterphase des Jahres.
7. Vom Namen her könnte man denken, es hätte etwas mit alten Frauen zu tun.

Antwort: Altweibersommer

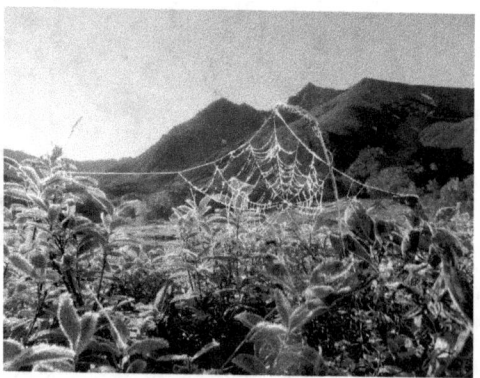

1. Gesucht wird etwas, bei dem die Meinungen auseinander gehen.
2. Kinder mögen es meistens nicht.
3. Nach dem ersten Frost wird seine Note milder.
4. Es ist ein Gemüse, das eng mit Wirsing verwandt ist.
5. Vor dem Kochen entfernt man welke oder lose Blätter.
6. Eine Pflanze kann bis zu 100 Röschen tragen.
7. Ursprünglich stammt es aus Belgien und wird deswegen auch als „Brüsseler Kohl" bezeichnet.

Antwort: Rosenkohl

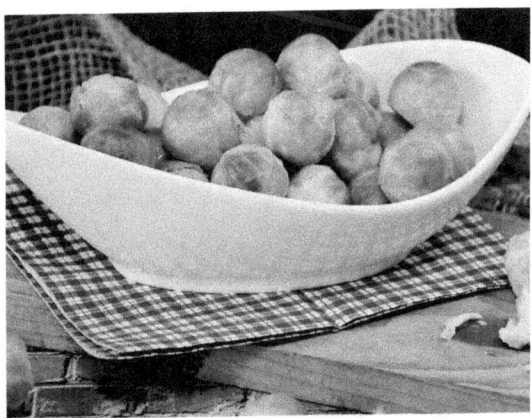

1. Gesucht wird ein Tier, das man meistens nur bei Dämmerung zu Gesicht bekommt.
2. Es ist umso aktiver, je milder der Herbst ist.
3. Im Herbst findet die Paarungszeit statt, die Jungen kommen aber erst im Frühjahr zur Welt.
4. Es hält ein halbes Jahr Winterschlaf und verliert während dieser Zeit ein Drittel des Körpergewichts.
5. Es überwintert am liebsten in Höhlen, Stollen, Scheunen, Kirchtürmen und Kellern.
6. Je nach Art ernährt es sich von Insekten und Spinnen oder von Blut.
7. Auf Halloween-Partys spielt es häufig eine wichtige Rolle, um bei anderen Menschen Grusel auszulösen.
8. Obwohl es vom Namen her eine Art Maus ist, kann dieses gesuchte Tier fliegen.

Antwort: Fledermaus

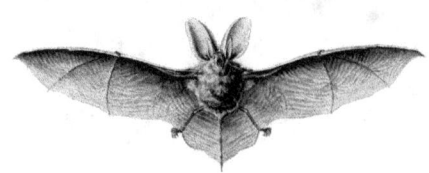

1. Gesucht wird ein beliebtes Lebensmittel.
2. Es wird im Herbst gerne selbst zubereitet.
3. Für viele Menschen gehört es zu einem guten Frühstück.
4. Ein Vorläufer dieses Lebensmittels ist Zwetschgenmus in Verbindung mit Zuckerrohr.
5. Der Geschmack ist süß und fruchtig.
6. Es wird aus eingekochten Früchten hergestellt.
7. Wenn zur Herstellung keine ganzen Früchte, sondern Säfte verwendet werden, bezeichnet man dies als Gelee.

Antwort: Marmelade

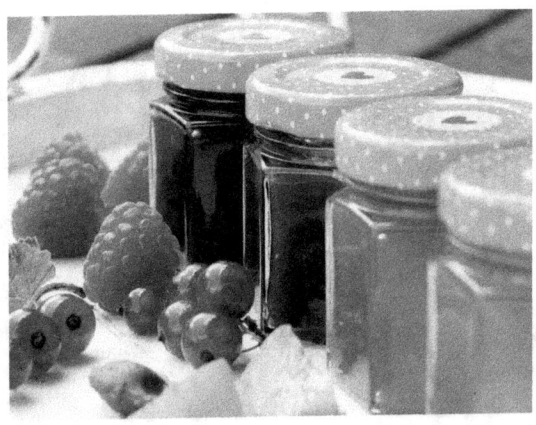

1. Gesucht wird ein wichtiger Feiertag, der nur in katholisch geprägten Bundesländern stattfindet.
2. Die Anfänge lassen sich bis auf das 4. Jahrhundert zurückdatieren.
3. Es handelt sich um einen sogenannten stillen Feiertag, sodass er dem Feiertagsgesetz unterliegt.
4. Unter anderem gilt an diesem Tag ein Tanzverbot.
5. Er folgt immer auf den Reformationstag.
6. Der bekannteste Brauch an diesem Tag ist die Gräbersegnung.
7. An diesem Feiertag gedenkt man der Heiligen und der Toten.
8. Er wird am 1. November gefeiert.

Antwort: Allerheiligen

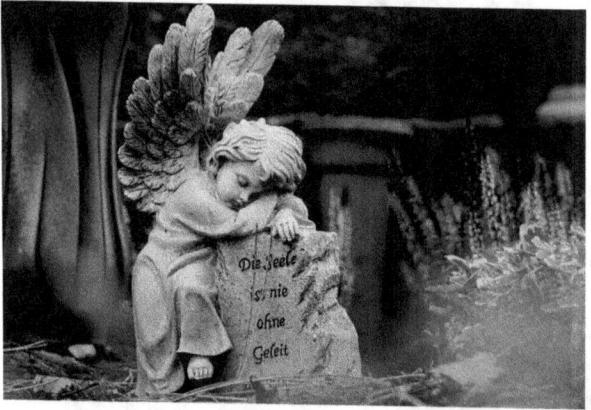

1. Gesucht wird ein Ereignis, das ganz ohne Vorwarnung hereinbrechen kann.
2. Es tritt vermehrt in den Herbstmonaten in Erscheinung.
3. Je nach Stärke kann es für Mensch, Tier und Gegenstände sehr gefährlich werden.
4. Bei bestimmten Vorboten gibt der Wetterdienst Warnungen heraus.
5. Es ist mit heftigen Winden oder sogar Niederschlag verbunden.
6. Das gesuchte Wort steht für eine typisch herbstliche Wettererscheinung.
7. Je nach Intensität wird dieses stürmige Ereignis auch als „Orkan" oder „Böe" bezeichnet.

Antwort: Herbststurm

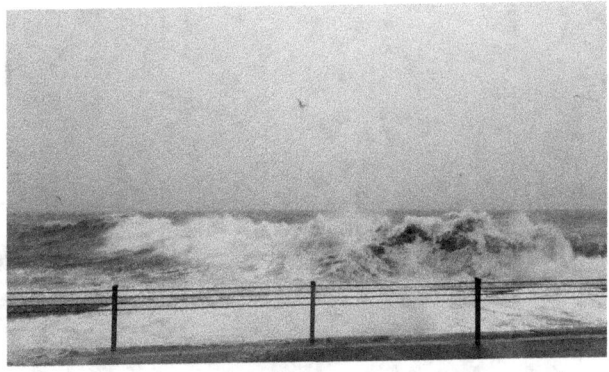

1. Gesucht wird eine Wildfrucht, die als Vitaminbombe für Herbst und Winter bekannt ist.
2. Für viele Wildtiere ist sie eine wichtige Futterpflanze.
3. Vögel nutzen die Sträucher, an denen sie wächst, als Nistplatz.
4. Die Erntezeit für diese leuchtend rote Frucht ist im Herbst.
5. Ob die Frucht reif ist, erkennt man daran, ob sich die Schale leicht eindrücken lässt.
6. Die Schale wird getrocknet als Tee verwendet.
7. Das Innere der Frucht ist bei Kindern beliebt für Scherze, weil es als Juckpulver genutzt werden kann.
8. Das gesuchte Wort ist der Name der Früchte von Rosen.

Antwort: Hagebutte

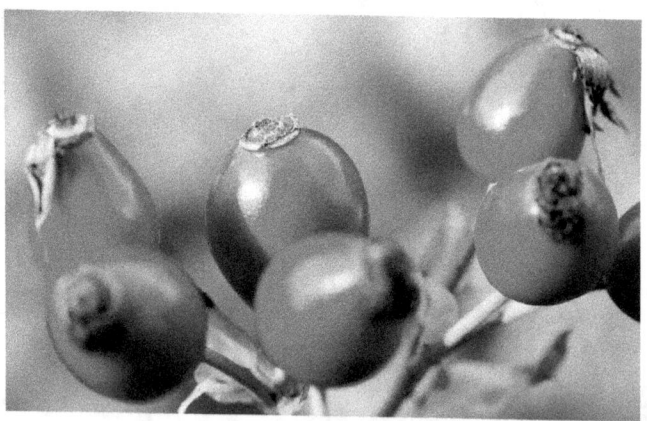

1. Gesucht wird ein jährlich wiederkehrendes Ereignis, das überwiegend in den Herbstmonaten stattfindet.
2. Es steht und fällt mit den vorherrschenden Witterungsverhältnissen.
3. Früher wurde alles mit der Hand ausgeführt, heute übernehmen Maschinen die Hauptaufgaben.
4. Es handelt sich um einen Arbeitsprozess aus dem landwirtschaftlichen Bereich.
5. In Weinanbaugebieten wird dieses Ereignis „Lese" genannt.
6. Wenn man das „R" aus dem gesuchten Wort entfernt, hat man eine Ente.
7. Das gesuchte Wort beschreibt das Einsammeln von reifem Obst, Gemüse und Getreide.
8. Nicht nur der Vorgang selbst, sondern auch der Ertrag wird so bezeichnet.

Antwort: Ernte

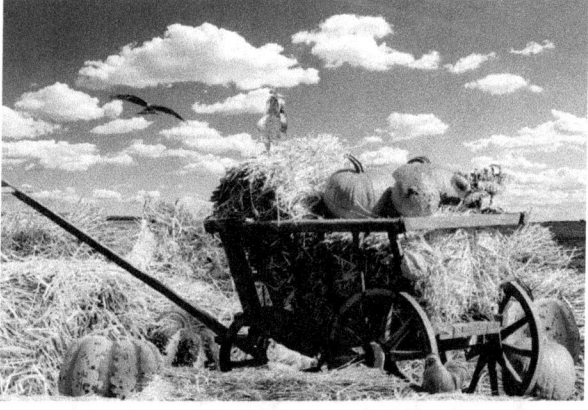

1. Gesucht wird ein wahrnehmbares Zeichen eines zu Ende gehenden Herbstes.
2. Vermehrt tritt es auf Bäumen oder anderen Pflanzen in Erscheinung.
3. Es ist ein Resultat diverser vorherrschender Wetterumstände.
4. Es handelt sich um eine Art des festen Niederschlages.
5. Primär tritt es durch Eiskristalle oder Eisblumen in Erscheinung.
6. Es hat eine rutschige Grundsubstanz und ist deswegen eine Gefahr für Fußgänger.
7. Es wird auch als „Raufrost" bezeichnet.

Antwort: Raureif

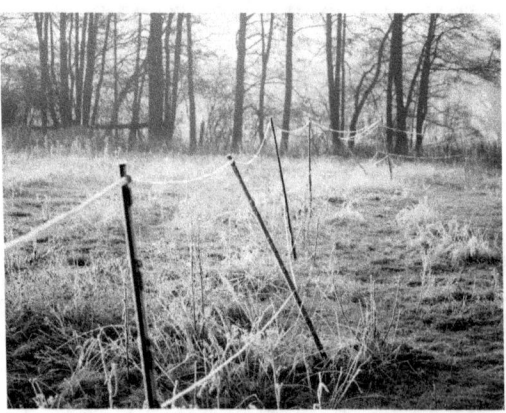

1. Gesucht wird ein Kleidungsstück, das im Herbst Hochsaison hat.
2. Legendär sind Weitwurfwettbewerbe mit diesem Kleidungsstück, die ursprünglich in Finnland erfunden wurden.
3. Es besteht aus Naturgummi und ist somit nicht atmungsaktiv.
4. Es gilt als äußerst praktisch, aber unbequem.
5. Hauptsächlich wird es bei der Verrichtung bestimmter Arbeiten getragen.
6. Es ist nur im Doppelpack erhältlich.
7. Je nach Modell reicht es bis zur Hälfte des Schienbeins oder bis zum Knie.
8. Nasse Füße haben mit diesem Kleidungsstück keine Chance, sodass man gefahrlos durch die herbstlichen Pfützen laufen kann.

Antwort: Gummistiefel

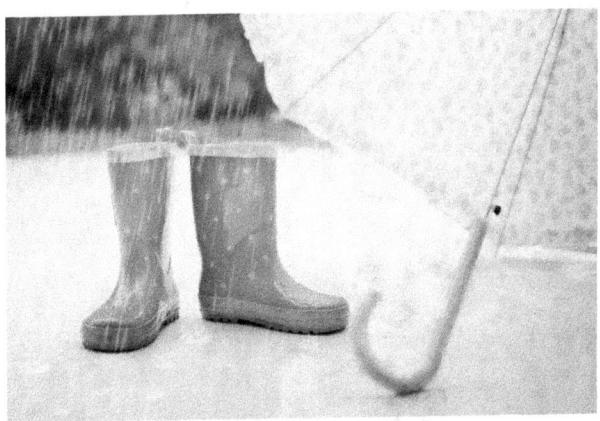

1. Gesucht wird ein Lebensmittel, das bei den Germanen ein Symbol für Unsterblichkeit war.
2. Ursprünglich kommt es aus Asien und ist heutzutage weltweit erhältlich.
3. Von allen europäischen Ländern wird es in Deutschland am meisten verzehrt.
4. Jeder Deutsche isst hiervon 25 Kilogramm pro Jahr.
5. Je nach Sorte hat es eine grüne, gelbe oder rote Schale.
6. Die Ernte hängt von der Sorte ab und ist von Sommer bis Herbst möglich.
7. Es ist eine Frucht mit Kerngehäuse.
8. Wenn einem etwas missfällt, muss man schon mal in den sauren … beißen.

Antwort: Apfel

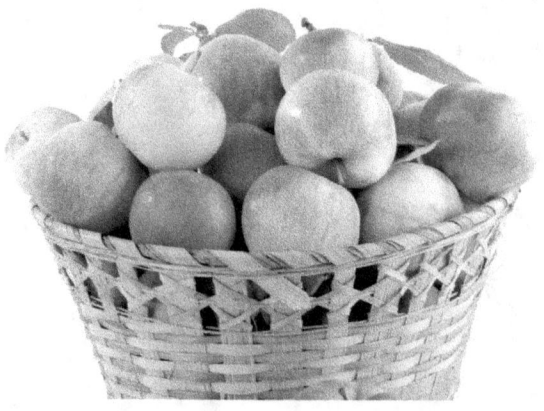

1. Gesucht wird ein Ereignis, das sehr wechselhaft sein kann.
2. Es kann sich minütlich ändern.
3. In einigen Bauernregeln wird hierauf Bezug genommen.
4. Es ist von entscheidender Bedeutung für den Erfolg der Ernte.
5. In den Wochen, in denen es besonders zu erwarten ist, sollte man möglichst immer einen Regenschirm mitnehmen.
6. Es führt nicht selten zu beeindruckenden Natur- und Landschaftsschauspielen.
7. Das Ereignis reicht von Niederschlag über Sturm bis hin zu klarem Sonnenschein.
8. Das gesuchte Wort beschreibt die vorherrschenden Wetterbedingungen während der Herbstmonate.

Antwort: Herbstwetter

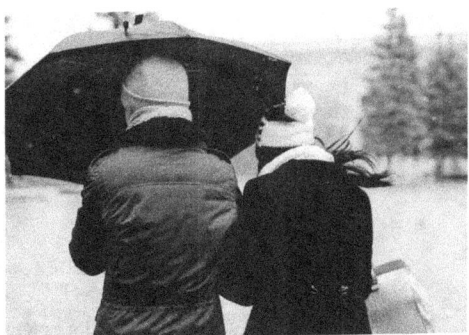

1. Gesucht wird eine landschaftliche Prägung, die es in dieser Form nur im Herbst gibt.
2. Wenn man hier laufen möchte, sollte man gutes Schuhwerk tragen.
3. In einigen ländlichen Regionen gibt es Wettbewerbe, bei denen man barfuß um die Wette läuft.
4. Im Herbst ist es ein wichtiges Quartier für Zugvögel, die auf Nahrungssuche sind.
5. Es handelt sich um eine freie Fläche, auf der sich nur ein paar Strohballen und Strohreste befinden.
6. Um diesen Zustand zu erreichen, wurde vorher das Getreide geerntet.
7. Das beackerte Feld verfügt nur noch über ein paar Stoppeln.

Antwort: Stoppelfeld

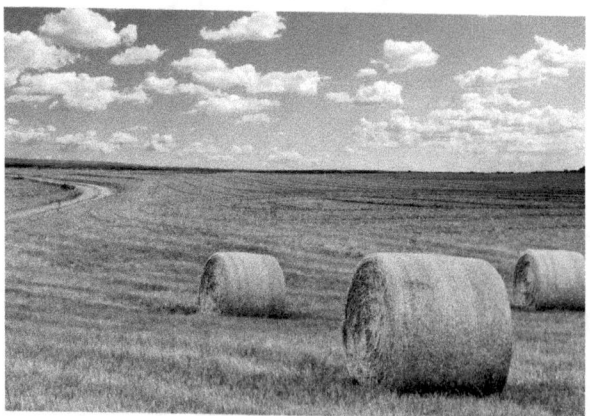

1. Der gesuchte Begriff bezeichnet eine Frucht, die an einem Baum wächst, der früher als eine Art „Brotbaum" bezeichnet wurde.
2. Früher wurde die Frucht zur Zubereitung von Kaffee oder Brot verwendet.
3. Bis in den späten Herbst hinein fällt sie vom Baum.
4. Sie dient als Tierfutter und als Saat für neue Bäume.
5. Botanisch gesehen ist sie eine Nussfrucht.
6. Bäume, an denen diese Frucht wächst, können bis zu 1.000 Jahre alt werden.
7. Man erkennt sie an der „Kappe" und der grünlichen oder braunen Farbe.
8. Das gesuchte Wort reimt sich auf „Speichel".

Antwort: Eichel

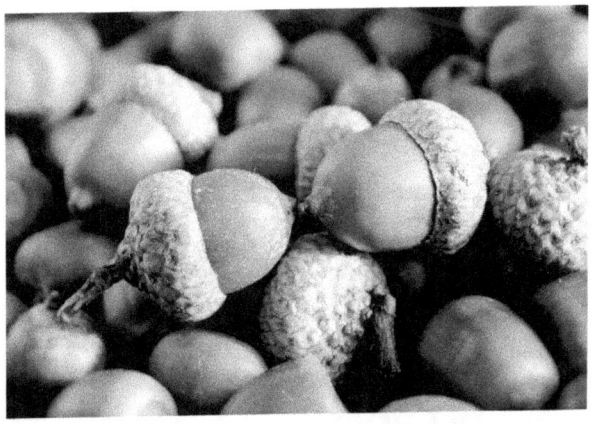

1. Anstelle dieses gesuchten Wortes wurden früher Bezeichnungen wie „Nebelung" oder „Windmond" verwendet.
2. Man bemerkt bereits die ersten Vorstufen des Winters.
3. Typischerweise ist der Boden mit bunten Laubblättern übersät.
4. Es ist häufig regnerisch und windig.
5. In diese Zeit fallen Feiertage wie Allerseelen, Allerheiligen, Volkstrauertag und Martinstag.
6. Wer in dieser Zeit Geburtstag hat, ist Skorpion oder Schütze.
7. Gesucht wird der Name für einen Monat, der 30 Tage hat und der 11. des Jahres ist.

Antwort: November

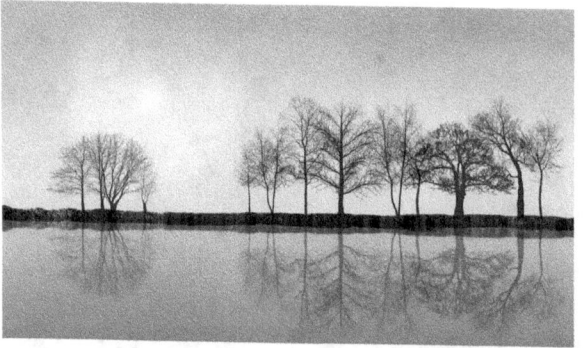

1. Gesucht wird ein Ereignis, das jedes Jahr im Herbst stattfindet.
2. Für viele Menschen zählt es zu den frühesten Kindheitserinnerungen.
3. Es wird von Kindergärten, Schulen oder Vereinen organisiert.
4. Häufig spielt eine Person auf einem Pferd die Hauptrolle.
5. Je nach Region gibt es abschließend ein Feuer oder spezielles Gebäck aus Hefeteig.
6. Kinder ziehen mit Laternen durch den Ort und singen bestimmte Lieder.
7. Zum Abschluss der Veranstaltung wird die bekannte Mantelszene des Sankt Martin als Rollenspiel aufgeführt.

Antwort: Martinsumzug

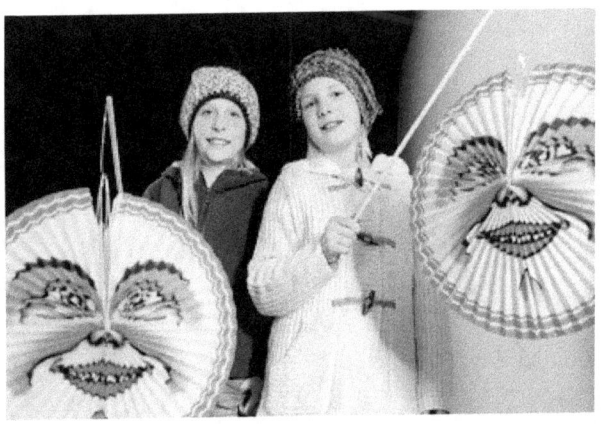

1. Gesucht wird ein Tier, das im Herbst besonders häufig anzutreffen ist.
2. Besonders abends und während der Nacht geht es auf Wanderschaft.
3. Aufgrund seiner Größe und seines Aussehens wird es fälschlicherweise oft den Insekten zugeordnet.
4. Es bevorzugt verlassene Orte wie Garagen, Dachböden, Schuppen und Keller.
5. Zu erkennen ist es an seinen 8 filigranen Beinen.
6. Viele Menschen ekeln sich vor ihm und geraten schon beim bloßen Anblick in Panik.
7. Um Beute einzufangen, baut es in dunklen Ecken Netze.

Antwort: Spinne

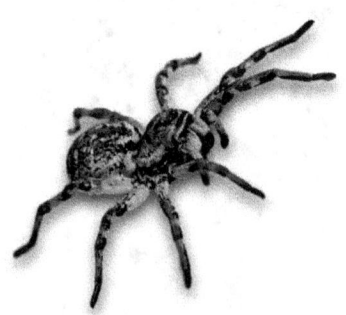

1. Gesucht wird ein Getreide, das im Herbst geerntet wird.
2. Ursprünglich stammt es aus Mexiko.
3. In Europa wird es seit dem 16. Jahrhundert angebaut.
4. Für Tiere ist es eine wichtige Nutzpflanze.
5. Menschen können es nicht roh essen, sondern nur in gekochter oder anderweitig verarbeiteter Form.
6. In Form von Kolben wird es gerne gegrillt.
7. In Körnerform ist es eine beliebte Ergänzung von Salaten.
8. Ohne dieses Getreide gäbe es kein Popcorn.

Antwort: Mais

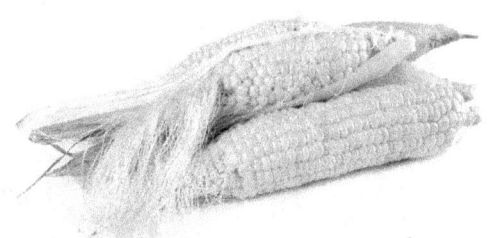

1. Gesucht wird eine Wettererscheinung, die bevorzugt im Herbst auftritt.
2. Sie entsteht, indem sich feuchte Luft abkühlt oder sich mit warmer vermischt.
3. Man kann sie besonders in der Nähe von Gewässern und feuchten Gebieten beobachten.
4. Wenn man etwas vergeblich sucht, dann ist das wie ein Stochern in dieser Wettererscheinung.
5. Sie beeinträchtigt das Sichtfeld und ist daher eine Gefahr für Fußgänger, Autofahrer, Busfahrer und Piloten.
6. Eine abgeschwächte Form kann auch als Dunst bezeichnet werden.
7. Das gesuchte Wort reimt sich auf „Hebel".

Antwort: Nebel

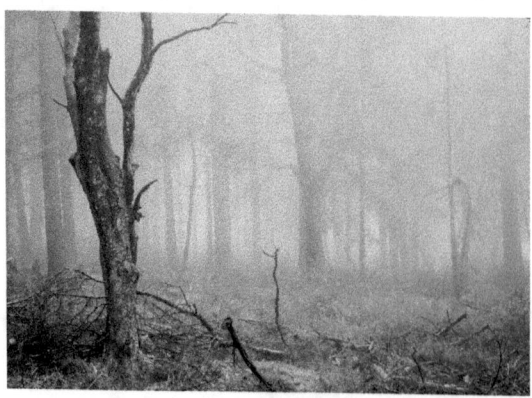

1. Gesucht wird ein Tier, das auf seiner Suche nach Nahrung kilometerlange Strecken zurück legt.
2. Da es im Winter in Deutschland nur wenig Nahrung findet, kommt es erst im Frühjahr wieder.
3. Es bricht immer in Schwärmen auf.
4. Im Herbst sieht man es in V-Formation fliegen.
5. Je nach Art gehört es zu den Wildgänsen, Bachstelzen, Störchen, Graureihern oder Staren.
6. Es ist das Gegenteil von einem Standvogel.
7. Das gesuchte Wort bezeichnet heimische Vogelarten, welche im Herbst in den Süden ziehen.

Antwort: Zugvogel

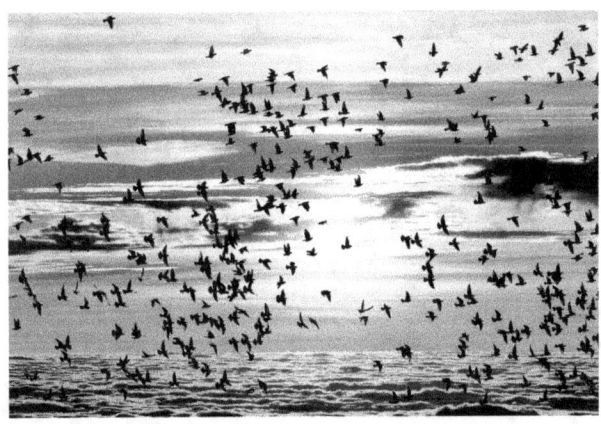

1. Gesucht wird ein Lebensmittel, das im Herbst geerntet wird.
2. Es dient sowohl Tieren wie auch Menschen als Nahrung.
3. Man findet es in heimischen Gärten und Wäldern.
4. Zwar enthält es wertvolle Nährstoffe, aber es sollte aufgrund des hohen Kaloriengehaltes nicht in großen Mengen gegessen werden.
5. Bei manchen Menschen führt es zu allergischen Reaktionen.
6. Es sollte in keinem Studentenfutter fehlen.
7. Man kann es nicht nur pur essen, sondern auch geröstet, kandiert oder in Gebäck- und Eissorten.
8. Wenn man es roh verzehren möchte, braucht man einen Nussknacker.

Antwort: Haselnuss

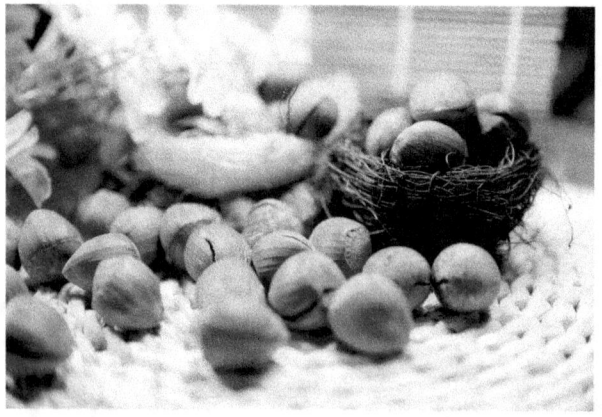

1. Gesucht wird ein Ereignis, dessen Ursprung bis aufs Mittelalter zurückdatiert werden kann.
2. Es fällt immer auf einen Sonntag.
3. Obwohl es kein gesetzlicher Feiertag ist, existieren Regelungen für diesen besonderen Tag.
4. Es findet immer zwischen dem 20. und 26. November statt.
5. Dieser bestimmte Tag ist der letzte Sonntag vor dem Adventssonntag.
6. An diesem Tag sind Unterhaltungsveranstaltungen wie Musikaufführungen und Tanzveranstaltungen untersagt.
7. An diesem Tag erinnert man sich an die Verstorbenen.
8. Viele Christen besuchen dann die Gräber ihrer Angehörigen.

Antwort: Totensonntag

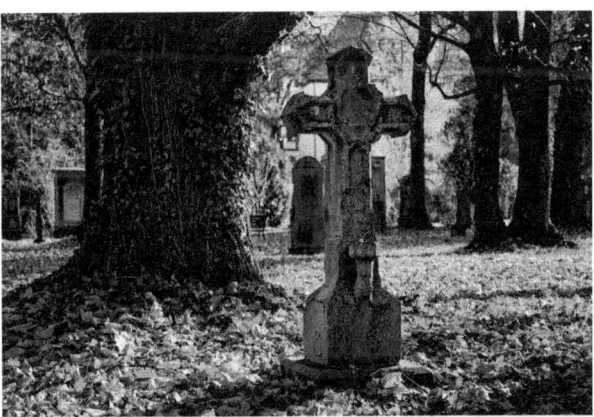

1. Gesucht wird ein Lebensmittel, das im Herbst Hochsaison hat.
2. Bei manchen Menschen führt es zu allergischen Reaktionen.
3. Seit Jahrtausenden ist es das Hauptnahrungsmittel für Mensch und Tier.
4. Man findet es in Brot, Nudeln, Kuchen, Whisky und Bier.
5. Je nach Sorte wächst es als Ähre oder Kolben.
6. Die Ernte erfolgt im Herbst auf den Feldern.
7. Es umfasst Sorten wie Mais, Hafer, Roggen, Weizen und Gerste.

Antwort: Getreide

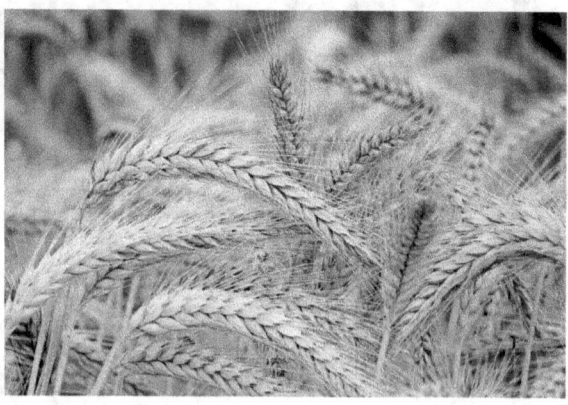

1. Gesucht wird eine Pflanze, die einerseits Gemüse und andererseits Obst zugeordnet wird.
2. Es ist ein Fruchtgemüse, das im Herbst geerntet wird und nur in dieser Jahreszeit in Erscheinung tritt.
3. Vor dem Verzehr muss es gekocht werden, weil es roh nicht essbar ist.
4. Je nach Art kann es sogar giftig sein und ist nur zur Dekoration geeignet.
5. Indianer höhlten es früher aus und nutzten die Schale als Trinkgefäße.
6. Es enthält Kerne, aus denen man Öl herstellen kann.
7. Kinder basteln daraus gerne Laternen oder Fratzengesichter.

Antwort: Kürbis

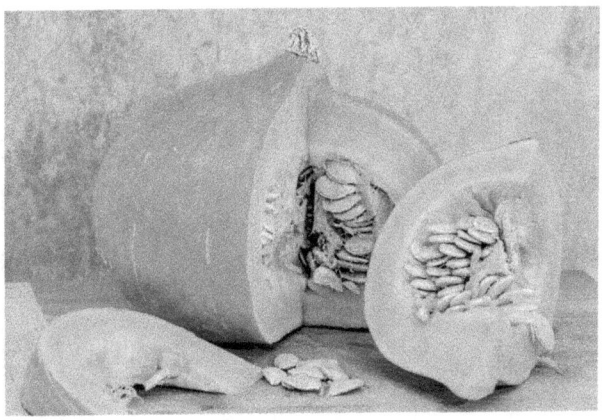

1. Gesucht wird etwas, in das man möglichst nicht hineintreten sollte.
2. Besonders häufig besteht die Gefahr im Herbst.
3. Es bietet Kröten, Lurchen und Molchen eine Heimat.
4. Für Vögel ist es ein beliebtes Trinkwasserreservoir.
5. Es gilt als die kleinste Form der Stillgewässer.
6. Hauptsächlich sieht man es nach einem heftigen Niederschlag.
7. Bei Frost kann es eine gefährliche Rutschpartie auslösen.
8. Das gesuchte Wort reimt sich auf „Mütze".

Antwort: Pfütze

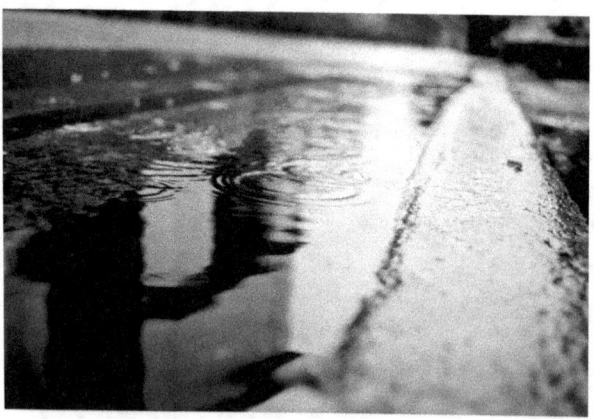

1. Gesucht wird ein Tier, um das sich viele Mythen und Legenden ranken.
2. Der Ursprung lässt sich bis auf die Ära des Lehnswesens zurückdatieren.
3. Früher wurden Abgaben in ländlichen Gegenden häufig in Form von bestimmten Tieren gezahlt.
4. Heute ist dieses Tier ein fester Bestandteil der Bräuche am Martinstag.
5. Schon in den Sommermonaten ist es auf den Wiesen einiger Bauernhöfe zu sehen.
6. Speziell am 11. November wird es als Gericht zubereitet.
7. Beim „Klassiker" dieses Federviehs werden dazu Rotkohl und Semmelknödel gereicht.

Antwort: Martinsgans

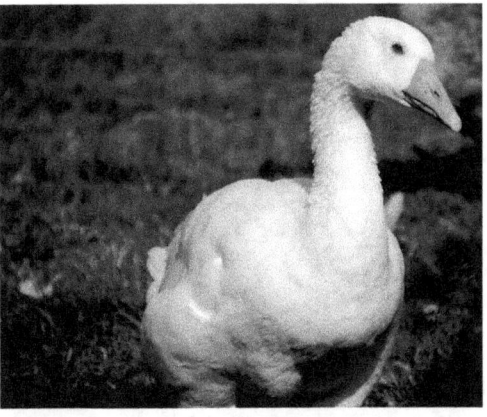

1. Gesucht wird eine Pflanze, die sich ursprünglich aus Algen entwickelt hat.
2. Sie ist in der Lage, Wasser und Nebel aufzunehmen.
3. Früher wurde sie in getrockneter Form als Füllmaterial verwendet wie beispielsweise für Matratzen.
4. Wenn es regnet, kann sie eine gefährliche Rutschpartie auslösen.
5. Am besten gedeiht sie dort, wo es feucht und schattig ist.
6. Man findet sie nicht nur auf Rasenflächen und Gehwegen, sondern auch auf Steinen und Baumrinden.
7. Sie wächst sehr flach und sieht auf einer größeren Fläche aus wie ein grüner Teppich.
8. Gartenliebhaber mögen sie gar nicht, weil sie den Rasen verunstaltet.

Antwort: Moos

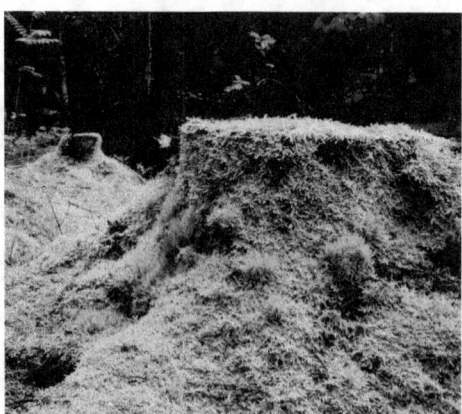

1. Gesucht wird ein schmackhafter Herbstbote.
2. Er gehört zur Familie der Rosengewächse.
3. Er ist immer von einer weißlichen Schicht überzogen, die vor dem Verzehr abgewaschen werden sollte.
4. Man kann ihn roh oder gekocht verzehren.
5. Im Herbst kann man ihn im Supermarkt kaufen oder im Garten vom Baum pflücken.
6. Bekannt ist seine leicht abführende Wirkung besonders in getrockneter Form.
7. Beliebt ist er als Kuchenbelag und Marmelade.
8. Häufig wird er mit Zwetschgen verwechselt.

Antwort: Pflaume

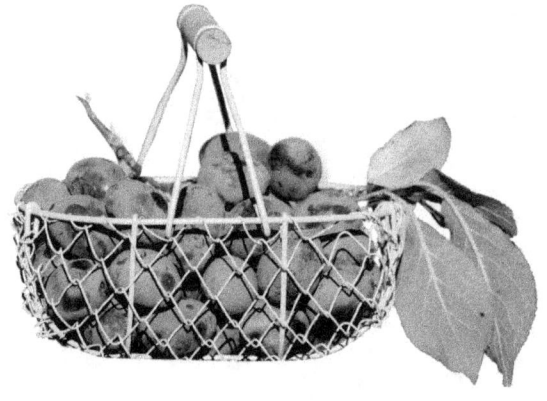

Wichtige Hinweise

Alle Angaben in diesem Buch wurden sorgfältig und nach bestem Wissen erstellt und erfolgen ohne Verpflichtung oder Garantie der Autorin und des Verlages. Sie übernehmen keine Verantwortung und Haftung für das Gelingen, sowie für Personen-, Sach- und Vermögensschäden.

Bildnachweise:

Titelbild – © Mespilia/fotolia.com

Bild 1 Regen - © marmax/pixabay.com
Bild 2 Kartoffeln - © PublicDomainPictures/pixabay.com
Bild 3 Laub - © 445693/pixabay.com
Bild 4 Eichhörnchen - © Oldiefan/pixabay.com
Bild 5 Regenmantel - © Free-Photos/pixabay.com
Bild 6 Kastanien - © Couleur/pixabay.com
Bild 7 Wald - © valiunic/pixabay.com
Bild 8 Vogelscheuche - © Resolingaire/pixabay.com
Bild 9 Frost - © Alexas_Fotos/pixabay.com
Bild 10 Kohlrabi - © Lebensmittelfotos/pixabay.com
Bild 11 Herbstanfang - © cocoparisienne/pixabay.com
Bild 12 Drachen - © Ajale/pixabay.com
Bild 13 Astern - © manfredrichter/pixabay.com
Bild 14 Fallobst - © GARDNBABBA/pixabay.com
Bild 15 Laternen - © Frankieboy/pixabay.com
Bild 16 Bucheckern - © Hans/pixabay.com
Bild 17 Erntedankfest - © Gellinger/pixabay.com
Bild 18 Regenschirm - © MargaritaMorales/pixabay.com
Bild 19 Brombeeren - © PublicDomainPictures/pixabay.com
Bild 20 Herbstferien - © strecosa/pixabay.com
Bild 21 Heide - © congerdesign/pixabay.com
Bild 22 Pilze - © cocoparisienne/pixabay.com
Bild 23 Altweibersommer - © Natalia_Kollegova/pixabay.com
Bild 24 Rosenkohl - © RitaE/pixabay.com
Bild 25 Fledermaus - © OpenClipart-Vectors/pixabay.com
Bild 26 Marmelade - © silviarita/pixabay.com
Bild 27 Allerheiligen - © 6657176/pixabay.com
Bild 28 Herbststurm - © ecowa/pixabay.com
Bild 29 Hagebutten - © stux/pixabay.com
Bild 30 Ernte - © Gellinger/pixabay.com
Bild 31 Raureif -© rihaij/pixabay.com
Bild 32 Gummistiefel - © jill111/pixabay.com
Bild 33 Äpfel - © Larisa-K/pixabay.com
Bild 34 Herbstwetter - © Free-Photos/pixabay.com
Bild 35 Stoppelfeld - © jarmoluk/pixabay.com
Bild 36 Eicheln - © klimkin/pixabay.com
Bild 37 November - © Heibe/pixabay.com
Bild 38 Martinsumzug - © Karin & Uwe Annas/pixabay.com
Bild 39 Spinne - © Tigress02/pixabay.com
Bild 40 Mais - © Larisa-K/pixabay.com
Bild 41 Nebel - © cocoparisienne/pixabay.com
Bild 42 Zugvögel - © Gellinger/pixabay.com
Bild 43 Haselnuss - © sunnysun0804/pixabay.com
Bild 44 Totensonntag - © Pexels/pixabay.com
Bild 45 Getreide - © hansbenn/pixabay.com
Bild 46 Kürbis - © stevepb/pixabay.com
Bild 47 Pfütze - © PublicDomainPictures/pixabay.com
Bild 48 Martinsgans - © ulleo/pixabay.com
Bild 49 Moos - © ioa8320/pixabay.com
Bild 50 Pflaumen - © maja7777/pixabay.com

1. Auflage 2018
Herausgeber und Copyright©:
Nesterenko Verlag UG (haftungsbeschränkt)
Quastenhornweg 2a
14089 Berlin

www.ingramcontent.com/pod-product-compliance
Lightning Source LLC
Chambersburg PA
CBHW071436220526
45469CB00004B/1559